Dr H. MORISOT

Élève à l'École du Service de Santé Militaire
de Lyon.

Contribution à l'étude

des Luxations

métatarso-phalangiennes irréductibles

du gros orteil

LYON. — IMP. A. REY

CONTRIBUTION A L'ÉTUDE

DES LUXATIONS

MÉTATARSO-PHALANGIENNES IRRÉDUCTIBLES

DU GROS ORTEIL

CONTRIBUTION A L'ÉTUDE

DES LUXATIONS

MÉTATARSO-PHALANGIENNES IRRÉDUCTIBLES

DU GROS ORTEIL

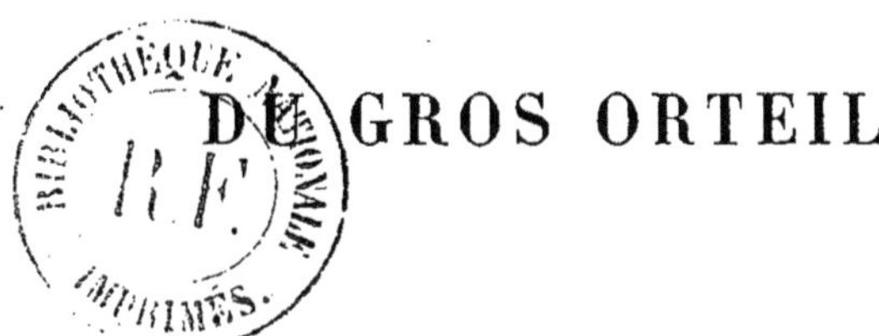

PAR

Le Dr Henry MORISOT

Élève à l'École du Service de Santé militaire.

LYON

A. REY & Cie, IMPRIMEURS-ÉDITEURS DE L'UNIVERSITÉ

4, RUE GENTIL, 4

1903

A MON PÈRE ET A MA MÈRE

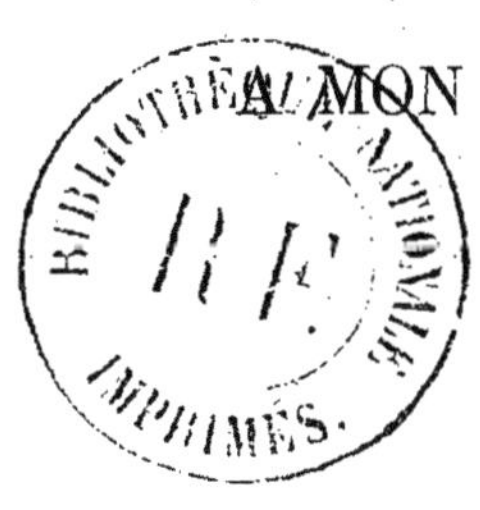

Je dédie ce premier travail, bien faible témoignage de ma profonde affection et de ma sincère reconnaissance.

A MES SŒURS

Témoignage d'affectueux attachement.

A mon Oncle

Monsieur A. GRANDVEAU

Chef de Division à la Préfecture de la Meuse,
Officier d'Académie.

Nous espérons pouvoir nous acquitter un jour, autrement que par les phrases banales d'une dédicace de thèse, des dettes de reconnaissance contractées envers lui.

A TOUS MES PARENTS ET AMIS

INTRODUCTION

Les luxations métatarso-phalangiennes du gros orteil ont été, depuis Malgaigne, bien étudiées par un
certain nombre d'auteurs. Leur mécanisme, les lésions
qui les constituent, ont. été parfaitement décrits, tant
au point de vue clinique qu'au point de vue expéri-
mental.

Aussi, en abordant ce sujet, n'avons-nous pas la
prétention d'ajouter un chapitre nouveau à cette partie
de la pathologie chirurgicale.

Notre intention est seulement d'attirer l'attention,
dans les luxations irréductibles de cet orteil, sur une
cause d'irréductibilité qui, entrevue déjà par Malgaigne, a été, depuis lors, sans que l'on s'explique pourquoi, considérée par tous comme une quantité négligeable.

Nous voulons parler de l'irréductibilité de cause musculaire.

Nous prendrons comme base de notre travail l'histoire d'une luxation que nous avons eu la bonne for-
tune de voir pendant notre séjour à l'hôpital Desgenettes.
Malgré toutes nos recherches, nous n'avons pu en ras-
sembler d'autres cas analogues au nôtre, et cela tient
peut-être à leur rareté, peut-être aussi à un défaut d'observation ou à un manque de moyens d'investigation

de la part de ceux qui les ont publiés. Le cas que nous présentons nous a semblé cependant assez démonstratif pour être l'objet d'un travail inaugural.

Notre plan sera en quelques lignes le suivant :

Après un court exposé de l'historique de la question, nous étudierons, d'après les données des anatomistes et d'après nos propres dissections, l'anatomie normale et la physiologie de la région.

Nous étudierons ensuite brièvement l'étiologie, la pathogénie, la symptomatologie de l'affection.

Nous insisterons davantage sur l'anatomie pathologique, sur les divers résultats expérimentaux des auteurs et sur ceux que nous avons obtenus nous-même dans nos expériences et, en particulier, sur les causes d'irréductibilité de ces luxations.

Nous passerons ensuite au traitement et à l'exposé de quelques observations.

Pour rester dans le cadre que nous nous sommes imposé, nous passerons sous silence ou, tout au moins, nous ne ferons que signaler, chemin faisant, pour la clarté de l'exposition, les luxations dites incomplètes, les luxations irréductibles secondairement, les luxations compliquées de plaie, pour ne nous occuper que des luxations complètes et irréductibles primitivement.

Mais, avant d'entrer dans le vif de notre sujet, nous tenons à adresser nos remerciements à M. le Médecin-Major Ruotte, qui nous a inspiré notre thèse et nous a aidé à la mener à bien. Il nous a permis de publier cette observation prise autrefois par nous dans son service. Nous le prions d'accepter l'expression de notre profonde gratitude.

Nous remercions aussi M. le Médecin-major Boisson de l'intérêt qu'il a bien voulu nous porter pendant nos trois années d'école, et de sa grande bienveillance à notre égard.

Merci enfin à nos maîtres de Nancy et de Lyon, à nos maîtres militaires, à tous ceux qui, par leurs conseils ou leurs enseignements, nous ont aidé à atteindre notre but.

M. le professeur Jaboulay nous fait le très grand honneur de présider notre thèse. Après avoir goûté le charme de son haut enseignement clinique, nous sommes fier de placer sous l'autorité de son nom ce modeste travail ; qu'il reçoive l'hommage de notre profonde reconnaissance.

CONTRIBUTION A L'ÉTUDE

DES LUXATIONS

MÉTATARSO-PHALANGIENNES IRRÉDUCTIBLES

DU GROS ORTEIL

CHAPITRE PREMIER

HISTORIQUE

L'histoire des luxations métatarso-phalangiennes du
gros orteil, à peine esquissée encore au milieu du
XIXe siècle, commence seulement à s'édifier avec le chapitre que leur consacre Malgaigne en 1855, dans son
Traité des luxations et des fractures.

Le faible enthousiasme des anciens chirurgiens à
leur égard tient sans doute d'abord à la rareté de ces
luxations et peut-être ensuite au peu d'empressement
qu'ils mettaient à publier des observations qu'ils con-
sidéraient comme dénuées d'intérêt. Les luxations du
pouce, plus fréquentes, sont seules l'objet de leurs fa-
veurs, et ils se contentent d'assimiler l'une à l'autre les
deux genres de lésions.

Avant Malgaigne, comme le dit fort bien Paulet, « les
observateurs se sont bornés à consigner dans de courtes
notes les symptômes qu'ils ont constatés, le traitement
qu'ils ont cru devoir instituer, mais sans y ajouter ni
réflexions pratiques, ni aperçus généraux, rien enfin qui

ressemblât à un travail didactique. Quant aux auteurs classiques, leurs descriptions, toutes de fantaisie, sont basées sur des connaissances anatomiques plutôt que sur l'observation clinique ; ils semblent prévoir ce qui pourrait bien se produire, mais ne disent pas ce qui se produit réellement ».

Pour Hippocrate, « le mode de réduction est le même; cependant, les plus grosses phalanges sont toujours les plus difficiles à réduire ».

Celse, à son tour, est aussi laconique, et Ambroise Paré, le père de la chirurgie, disait : « Les doigts du pied se luxent en quatre manières, comme les doigts de la main, et la manière de les réduire est aussi semblable qui est de les tirer en ligne droite et de les pousser en leurs jointures et de les bander commodément. Et, pour le pressage, ils sont réduits facilement à cause que la sortie de leur lieu est petite. »

Delpech, Larrey, Laugier, Nélaton, Boyer même, dans son *Traité des maladies chirurgicales,* ne s'y arrêtent pas davantage.

Ce n'est qu'en 1855 que Malgaigne, dans son *Traité des luxations et des fractures,* fait une étude déjà approfondie de la question. Il mentionne dix-neuf cas de luxations métatarso-phalangiennes du gros orteil, dont dix avec complications. Il fait un essai d'anatomie pathologique, et donne une classification acceptée encore à l'heure actuelle. Il décrit enfin leur symptomatologie et les différentes théories émises sur leur irréductibilité.

Après Malgaigne, Farabeuf, en 1876, expose dans le *Bulletin de la Société de chirurgie de Paris,* sa théorie restée classique de l'irréductibilité des luxations métacarpo-phalangiennes du pouce, assimilables à celles du gros orteil, par retournement des os sésamoïdes et interposition du ligament gléno-sésamoïdien.

Ensuite, le travail le plus complet en cette matière est rédigé par Paulet dans son article ORTEIL, du *Dictionnaire de Dechambre,* où il réunit 31 cas, dont 15 avec complications.

Enfin, en tenant compte de quelques observations isolées publiées dans divers périodiques, nous devons mentionner les thèses de Garnier à Paris, en 1893, de Madon à Montpellier en 1896, et, plus récemment, celle de Bonnet, à Montpellier, en 1902, qui en réunit 46 observations.

A ces 46 observations, nous ajouterons celle qui fait la base de notre thèse et que nous reproduisons plus loin.

CHAPITRE II

ANATOMIE NORMALE ET PHYSIOLOGIE

L'articulation métatarso-phalangienne du gros orteil appartient au genre condylarthrose.

Elle possède, avec les articulations métatarso-phalangiennes des orteils voisins, un certain nombre de caractères communs que nous allons voir en étudiant les surfaces articulaires et les moyens d'union.

Surfaces articulaires. — Du côté du métatarsien, une tête aplatie transversalement, avec une facette articulaire lisse et unie, plus étendue du côté de la région plantaire que du côté de la région dorsale.

Du côté de la phalange, une cavité glénoïde qui se trouve agrandie en bas et en arrière par un fibro-cartilage, le fibro-cartilage glénoïdien.

Moyens d'union. — Deux ligaments latéraux et un ligament transverse.

Les ligaments latéraux se distinguent en interne et externe. L'un et l'autre s'insèrent en arrière sur les tubercules latéraux des métatarsiens. De là, ils se portent en bas et en avant, en s'élargissant et viennent se terminer :

1° Par leurs fibres supérieures ou phalangiennes sur les tubercules latéraux de la phalange ;

2° Par leurs fibres inférieures ou glénoïdiennes sur

les bords latéraux du fibro-cartilage glénoïdien correspondant.

Enfin, le ligament transverse, qui, s'étendant du premier au cinquième métatarsien, n'appartient pas en propre à chaque articulation, se fusionne d'une part avec
le bord postérieur du cartilage glénoïdien, d'autre part,
avec les deux ligaments latéraux.

Synoviale. — Très lâche en haut, du côté de l'extension.

Mais si elle leur est semblable dans ses traits généraux, l'articulation métatarso-phalangienne du gros orteil en diffère :

1° Par l'étendue plus grande de ses surfaces ;

2° Par la présence constante de deux os sésamoïdes
dans le fibro-cartilage ;

3° Par des modifications de la tête métatarsienne ou
de l'appareil ligamenteux en rapport avec la présence
des sésamoïdes.

La tête du premier métatarsien, aplatie de haut en
bas, est divisée dans sa partie plantaire en deux gout-
tières séparées par une crête mousse : la gouttière interne, répondant au sésamoïde interne, est plus large et
plus profonde que l'externe. La face articulaire des
sésamoïdes, concave d'avant en arrière et convexe
transversalement, s'accommode à la gouttière correspon-
dante de la tête métatarsienne « comme la rotule à la
trochlée fémorale ».

Les faisceaux glénoïdiens des ligaments latéraux
viennent se fixer sur les sésamoïdes, devenant ainsi les
ligaments métatarso-sésamoïdiens ; d'autre part, les
sésamoïdes unis entre eux par les fibres du ligament

glénoïdien dans l'épaisseur duquel ils se sont développés, ménagent entre eux une gouttière dans laquelle glisse le tendon du long fléchisseur propre du gros orteil.

Les os sésamoïdes, développés dans l'épaisseur du ligament glénoïdien, sont au pied, comme à la main, plus solidement unis à la phalange et la suivent dans ses déplacements.

L'articulation possède donc, on le voit, un appareil ligamenteux tout à fait spécial, dans lequel résiderait tout le secret de l'irréductibilité des luxations dont elle peut être le siège.

Muscles moteurs de l'articulation. — L'articulation est commandée par trois muscles principaux, au point de vue du moins auquel nous nous plaçons : adducteur, court fléchisseur, abducteur, et par deux muscles ou plutôt deux tendons accessoires : extenseur et long flé-chisseur.

Adducteur du gros orteil. — Parti, en arrière, de la tubérosité interne et postérieure du calcanéum, il prend, en passant, quelques attaches sur la partie inférieure du ligament annulaire interne du tarse, sur la face pro-fonde de l'aponévrose plantaire, et enfin sur une cloi-son fibreuse qui le sépare en dehors du court fléchis-seur commun des orteils.

De ces différentes surfaces d'origine, il se porte direc-tement en avant et se jette sur le pourtour d'un fort tendon qui remonte très haut dans l'épaisseur du corps musculaire. Ce tendon terminal se dégage complètement des fibres charnues au niveau de la tête du premier mé-tatarsien. Là, il entoure l'os sésamoïde interne et vient se fixer sur le côté interne de l'extrémité postérieure de la première phalange du gros orteil, en envoyant en haut et en avant une expansion pour le tendon extenseur de cet orteil.

Il a pour fonction de fléchir le gros orteil sur le métatarse en le rapprochant légèrement de la ligne médiane du corps.

Court fléchisseur du gros orteil. — Il s'étend de la deuxième rangée du tarse au gros orteil.

Il prend naissance, en arrière, à l'aide de deux languettes tendineuses, d'une part sur la face inférieure du cuboïde et du troisième cunéiforme, d'autre part sur le tendon terminal du jambier postérieur inséré au scaphoïde.

Le corps charnu qui fait suite à ces deux tendons d'origine se porte en avant et se divise à la partie moyenne du premier métatarsien en deux faisceaux charnus, aboutissant chacun à un tendon terminal. Le faisceau interne se réunit au tendon du muscle adducteur et partage ses insertions ; il entoure le sésamoïde interne et se fixe au côté interne de la première phalange du gros orteil. Le faisceau externe se réunit de même au muscle abducteur ; il se termine comme lui sur le sésamoïde externe et le côté externe de la première phalange du gros orteil.

Par son action, il fléchit directement le gros orteil sur le premier métatarsien.

Abducteur du gros orteil. — Formé de deux faisceaux, l'un transverse, l'autre oblique, il vient, après réunion de ses deux parties, se fixer sur le sésamoïde externe et le côté externe de la base de la première phalange en se fusionnant, d'une part, avec le tendon du long extenseur, d'autre part, avec la gaine du long fléchisseur.

Il a pour rôle de fléchir le gros orteil sur le métatarse, en même temps qu'il l'incline en dehors.

Quant à l'*extenseur* et au *long fléchisseur*, bien que leur action ait pu être assez souvent incriminée, bien à tort et hypothétiquement il est vrai, comme cause d'irréductibilité des luxations de l'orteil, pour amener des chirurgiens à en pratiquer la section, nous ne ferons que les mentionner, car pas plus dans les observations que nous citerons, non plus que dans les luxations expérimentales, le fait n'a jamais été constaté.

Enfin, le gros orteil, comme le pouce, ne possède ni lombricaux ni interosseux.

Comme on le voit, le métatarsien est entouré par un manchon, par une gaine musculaire demi-cylindrique à sa partie plantaire. Et il est facile de s'imaginer que, comme dans notre observation, à la suite d'un traumatisme, ces muscles déchirés puissent former une sangle contractile autour de la tête métatarsienne et compter, pour une grande part, dans certains cas, parmi les obstacles insurmontables à la réduction par les procédés de douceur.

Si maintenant, passant à la physiologie, nous considérons le rôle du gros orteil, sa raison d'être, nous ne dirons pas, comme Blum, que « les orteils n'ont qu'une importance secondaire pour la station et la marche ».

Nous estimons, au contraire, que le gros orteil a un rôle très important dans la statique du corps humain. son extrémité postérieure concourant à former le talon antérieur du pied.

D'autre part, on l'a comparé assez souvent et avec raison au pouce. Mais si leur anatomie est à tous les points de vue comparable, leurs fonctions du moins sont différentes.

Le pouce est mobile, indépendant des autres doigts, dont il est très écarté, et jouit de mouvements très étendus dans tous les sens. Sa faculté d'opposition aux autres doigts en fait un organe de préhension.

Le gros orteil, lui, est fixe, peu mobile, possédant seulement les mouvements de flexion, et cette fixité même lui prête une bien plus grande solidité. Il est essentiellement un organe de sustentation.

En outre, alors que le pouce est très peu protégé, que les téguments de la main sont peu épais autour de l'articulation, les téguments de la face plantaire du pied, au contraire, sont très épais et de plus très adhérents aux tissus sus-jacents, ce qui favorise la solidité de l'articulation. De par sa situation, le gros orteil est moins exposé que le pouce aux conséquences résultant d'un traumatisme. Les autres orteils lui forment attelle en quelque sorte, et cet appui physiologique et naturel est encore renforcé par l'appui et la protection artificielle que lui donne l'usage de la chaussure.

Aussi, alors que le pouce peut être la proie de la moindre violence, du moindre choc, qu'il est le plus souvent seul atteint, au contraire le gros orteil partage avec les autres orteils la faveur des traumatismes, et c'est ce qui fait qu'au milieu des délabrements du membre tout entier la luxation d'un orteil passe inaperçue.

CHAPITRE III

ÉTIOLOGIE. — PATHOGÉNIE

Un fait intéressant domine l'étiologie de ce genre de lésions : c'est que toutes les observations ou presque toutes ont pour sujets des hommes, en particulier des hommes adultes de vingt à cinquante ans.

Nous verrons, en effet, par l'étude des procédés employés pour reproduire expérimentalement ces luxations, qu'il faut une puissance considérable pour luxer l'orteil sur le métatarsien, et on comprend que les hommes, de par leurs professions, soient à peu près seuls exposés à des traumatismes capables d'engendrer ce genre de lésions.

L'étiologie la plus commune est, sans contredit, une chute de cheval, ou mieux, avec un cheval : l'animal s'abat brusquement, des quatre pieds à la fois, entraînant avec lui son cavalier qui n'a pas le temps de déchausser l'étrier ; le bout du pied heurte le sol et subit, la plupart du temps, un mouvement d'abduction que lui imprime le poids du cheval appuyant sur le talon et la partie postéro-interne de la jambe qui se met au contraire en adduction.

Viennent ensuite des chutes d'un lieu plus ou moins élevé :

C'est un aliéné qui tombe sur les pieds d'une hauteur de 4 mètres (Fontagnères), un alcoolique qui se jette d'un premier étage (Lagrange).

Dans un cas de Bernard, un fermier donnant un vigoureux coup de pied à son âne, se luxe le gros orteil. Dans un cas de Warlomont, un officier, gravissant un escalier, manque une marche et retombe sur la pointe de l'orteil.

Dans quelques autres observations, cependant, on trouve une étiologie un peu différente. Dans deux observations, l'une de Notta, l'autre de Michon, un charretier a le bord interne du pied pris entre le sol et la roue de sa voiture.

Dans un cas de Brunache, il y a compression du pied entre les barreaux d'une roue d'une charrette en marche et une planche placée sur cette charrette.

Dans l'observation de Chapplain, un employé de tramway se luxe le gros orteil par compression antéro-postérieure du pied entre le marchepied du tramway et la roue d'une charrette.

Enfin, dans l'observation du professeur Forgue, publiée par Bonnet, « un portefaix couché sur le dos reçoit un sac d'un poids considérable tombé d'une hauteur de $3^m,50$. Le sac heurta seulement le gros orteil et le choc fut localisé au bord interne du pied ».

Mais, en somme, ces derniers faits sont rares et constituent plutôt une curiosité. Dans les quarante-sept observations publiées, y compris la nôtre, la plupart du temps la lésion est due à une chute d'un cavalier avec son cheval.

Dans cette chute, que se passe-t-il, autrement dit quel est le mécanisme de la luxation ?

La pointe du pied, et, plus exactement, du gros orteil, avons-nous dit, arrive la première sur le sol. Le talon, à ce moment, est relevé. Le cheval appuyant violemment et brusquement sur le talon, le pied se trouve pris d'une part entre une résistance, le sol, et une puissance, le poids de l'animal.

Le pied ne saurait résister à une violence si considérable ; comme d'une part les os du tarse entre eux, et d'autre part les os du tarse avec le métatarse sont trop solidement engrenés pour se disjoindre, la résultante de ces deux forces opposées va porter ou du moins agir sur la partie la plus mobile et la moins résistante, c'est-à-dire sur l'articulation métatarso-phalangienne du gros orteil. Celui-ci, à part de très rares exceptions, se porte dans l'extension, pour fuir la violence exercée sur lui par la pression. Mais si le ligament gléno-sésamoïdien, le fameux « battant de table » de Farabeuf permet une flexion assez prononcée, sa brièveté s'oppose à une excursion bien étendue dans le sens de l'extension. Il va donc être tiraillé. Trop résistant pour se déchirer et se briser, il va, non pas toujours, mais dans beaucoup de cas, arracher ses attaches métatarsiennes, enlevant une parcelle cartilagineuse ou osseuse plus ou moins considérable et amenant par ce fait même la production d'une énorme ecchymose.

Le mouvement d'extension se poursuivant, la phalange, délivrée de ses connexions avec le métatarsien, va passer plus ou moins complètement sur le dos de ce dernier et produire dans l'appareil musculaire environnant et même dans les plans superficiels des délabrements variés.

Le mouvement d'extension exagérée s'accompagne,
d'ailleurs, dans la grande majorité des observations,
d'un mouvement d'abduction qui porte l'orteil tout entier ou sa pointe seulement en dehors.

Donc extension forcée et abduction, tel est le mécanisme habituel des luxations métatarso-phalangiennes
du gros orteil.

CHAPITRE IV

SYMPTOMATOLOGIE

La symptomatologie des luxations métatarso-phalangiennes du gros orteil, dans leurs différentes modalités, est bien décrite dans tous les auteurs classiques. Aussi, ne nous y arrêterons-nous que fort peu et ne retiendrons-nous que les faits ayant trait à notre sujet.

Les symptômes subjectifs sont les mêmes ou à peu près, qu'il s'agisse de luxation incomplète ou de luxation complète.

Les symptômes objectifs seuls peuvent donner quelques renseignements certains sur la variété de luxation à laquelle on a affaire.

Mais il est impossible de tirer de l'examen clinique aucune donnée concernant *a priori* la possibilité ou l'impossibilité de la réduction.

Symptômes subjectifs. — Le premier symptôme perçu par le blessé est, dans tous les cas, une *douleur* vive au moment de la chute, lorsque le pied touche le sol. Cette douleur peut être ou localisée au point lésé ou au contraire, comme dans notre observation, rapportée au membre inférieur tout entier.

A cette douleur se joint parfois la perception d'un *craquement,* perçu comme sensation ou entendu à l'oreille, avec en plus la sensation de redressement de l'orteil.

Le blessé peut presque toujours se relever, faire même quelques pas, mais est ensuite incapable de se rendre de lui-même dans une maison voisine ou à l'hôpital.

Tous les mouvements spontanés du gros orteil, soit dans la flexion, soit dans l'extension, sont d'ailleurs impossibles, impossibilité résultant moins de la douleur que d'un obstacle matériel dont le sujet lui-même a conscience.

Symptômes objectifs. — Ils nous présentent à l'inspection et comme phénomènes frappants une *déformation* et une *déviation*.

La *déformation* consiste en un gonflement ecchymotique, parfois énorme, de toute la région métatarsophalangienne, gonflement pouvant même intéresser une grande partie du pied, comblant tous les creux et effaçant les saillies tendineuses. Pas de saillie bien appréciable à la vue sur la face dorsale. Sur le bord interne du pied, au contraire, saillie volumineuse, et sur la face plantaire enfin autre saillie ronde et volumineuse.

Comme *déviation,* la lésion offre l'aspect de l'*hallux valgus,* mais exagéré.. Le gros orteil semble avoir été porté en masse vers le deuxième orteil, la pointe étant toutefois plus externe.

La disposition des trois parties constituantes de l'articulation et de l'orteil, métatarsien, première et deuxième phalanges, par rapport les unes aux autres, est variable. Quelquefois, comme pour le pouce, on a la disposition dite « en Z », c'est-à-dire la première phalange dressée ou même un peu inclinée sur le métatarsien et la phalangette fléchie sur la phalange.

D'autres fois, les deux phalanges sont relevées presque à angle droit, perpendiculaires au métatarsien et dans le prolongement l'une de l'autre.

D'autres fois, enfin, comme c'est le cas dans notre observation, l'orteil est à peu près dans un plan parallèle à l'axe antéro-postérieur du métatarsien, mais un peu supérieur, avec légère inflexion de la phalangette.

La palpation permet de noter une élévation parfois assez notable de la température locale et provoque une vive douleur. Elle peut donner le godet de l'œdème.

A la face dorsale, si l'on suit l'orteil de sa pointe à sa base en allant vers le métatarsien, on sent, dans le cas de la disposition que nous avons citée en dernier lieu et en arrivant à l'extrémité postérieure, une saillie à rebords nets, lisses, limitant une cavité osseuse également lisse et unie que l'on reconnaît facilement pour être l'extrémité postérieure de la première phalange.

Au delà, une dépression.

A la face plantaire, même chose, mais en sens inverse ; dépression d'abord, puis saillie ronde, volumineuse, facile à palper, sauf au cas d'empâtement trop considérable et qui n'est autre que la tête du premier métatarsien. Elle déborde en dedans la saillie formée par la phalange.

Lorsque la phalange est à angle droit sur le métatarsien, la saillie seule de ce dernier est perceptible.

On peut imprimer à la phalange de légers mouvements de latéralité en dedans et en dehors et des mouvements d'extension assez étendus. Quant à la flexion, elle est presque impossible. Dans les cas de fracture concomitante, ces mouvements s'accompagnent de crépitation.

Il est fréquent de trouver du *raccourcissement*. L'orteil, à la vue, paraît avoir perdu de sa longueur. Si l'on porte un ruban métrique du bout de l'orteil au tubercule postérieur du scaphoïde ou au bord antérieur de la malléole interne, on trouve généralement un raccourcissement de 1 à 2 centimètres.

Nous avons là, on le voit, le tableau fidèle d'une luxation et le diagnostic anatomique et clinique est fait de lui-même. Nous pouvons, d'ailleurs, actuellement, le contrôler, grâce à l'aide précieuse de la radiographie qui nous donne des indications utiles sur les rapports exacts des surfaces articulaires.

Quant au pronostic, bien que l'on puisse affirmer, de par les observations publiées, que les luxations complètes sont presque toujours irréductibles, il est à peu près impossible de le formuler avant d'avoir tenté la réduction.

CHAPITRE V

ANATOMIE PATHOLOGIQUE

On a coutume de classer, depuis Malgaigne, les luxations du gros orteil, en allant des plus fréquentes aux
plus rares et des plus simples aux plus complexes.

1° D'après le sens de la déviation : en luxations en haut
et en arrière, les plus fréquentes sans contredit ; luxations
en haut et en dehors ; luxations en haut et en dedans ; et
enfin luxations en bas dont il existe, croyons-nous, trois
cas seulement ;

2° D'après la complexité des lésions : en luxations
simples incomplètes, luxations simples complètes, pre-
que toujours irréductibles et en luxations compliquées.

Nous devons dire, en commençant, que les recherches
d'autopsies n'ont que peu ou pas contribué à constituer
ce chapitre de l'histoire des luxations métatarso-phalangiennes. Car, si elles ont un pronostic souvent sévère au
point de vue fonctionnel, elles en ont un absolument bé-
nin au point de vue vital, si bien que, dans les rares
autopsies où on a pu étudier cette luxation, les lésions
qui la constituaient étaient bien minimes et disparais-
saient en face des grands traumas ayant occasionné la
mort.

Aussi les données que nous possédons sont-elles toutes
le résultat d'expériences. Farabeuf déjà avait fait de

nombreuses recherches sur le cadavre. M. Paulet les a continuées, mais le travail le plus complet et le plus documenté a été fait par Madon de Montpellier sous la direction du professeur Forgue.

Faire l'anatomie pathologique des luxations du gros orteil en général, c'est en somme faire celle des luxations complètes irréductibles, puisque, à l'inverse de celles du pouce, elles le sont presque toujours et d'emblée, et qu'ensuite, les luxations incomplètes ne présentent que des lésions insignifiantes. .

Dans un premier paragraphe, nous exposerons brièvement les différents procédés employés par les auteurs dans leurs expériences. Nous étudierons les résultats qu'ils en ont obtenus.

Dans un deuxième paragraphe, nous étudierons les diverses causes d'irréductibilité.

Dans un troisième paragraphe enfin, nous décrirons quelques-unes des expériences que nous avons faites nous-même, seul ou sous la direction bienveillante de M. le médecin-major Ruotte.

§ I. — Tous les auteurs sont d'accord pour reconnaître quelle difficulté on rencontre lorsqu'on veut luxer un gros orteil. De quelque façon que l'on s'y prenne, il est impossible d'y arriver sur le cadavre d'un adulte vigoureux. Il faut à peu près toujours inciser et même exciser les téguments plantaires, à moins, toutefois, que l'on n'opère sur un cachectique dont tous les tissus ont depuis longtemps perdu leur résistance.

Les procédés mis en œuvre tour à tour par les auteurs et en particulier par Madon ont été :

Extension forcée aidée ou non d'une moufle ;

Extension forcée avec abduction ou adduction ;

Percussion sur la tête de la 2ᵉ phalange fléchie ;

Percussion sur la tête métatarsienne ;

Ecrasement dans un étau ;

Chute de corps lourds sur le pied.

Nous allons voir quels en ont été les résutats au point de vue des différentes parties constituantes de l'articulation : ligaments latéraux, ligament gléno-sésamoïdien et enfin, muscles et tendons environnant l'articulation.

Les auteurs qui ont précédé Madon s'accordent, en général, pour dire que, des deux ligaments métatarsophalangiens, l'interne cédait toujours le dernier ; et ils l'expliquent en disant qu'il est plus volumineux et que le ligament externe et le tendon fléchisseur en se luxant en dedans le renforcent encore.

Or, pour Madon il n'en serait pas ainsi. Il a vu les organes plantaires offrir le plus de résistance, d'abord la peau et l'aponévrose, puis le ligament glénoïdien avec son tendon fléchisseur : mais, lorsque la sangle sésamoïdienne cédait, les deux ligaments latéraux cédaient aussi tous deux et dans le même temps. Lorsqu'à l'extension il joignait l'adduction, c'était le ligament latéral interne qui résistait le plus, mais s'il remplaçait l'adduction par l'abduction, c'est le contraire qui se produisait.

Le sort des ligaments latéraux tiendrait donc plutôt, d'après lui, à la direction de la violence traumatique qu'au plus ou moins de résistance que leur structure anatomique peut présenter.

En ce qui concerne la sangle gléno-sésamoïdienne, Farabeuf dit que, par analogie avec ce qui se passe dans

la luxation du pouce, elle perd toujours ses attaches
métatarsiènnes moins résistantes que ses attaches à la
phalange avec laquelle elle ne formerait qu'un seul tout.
Nous avons vu que pour lui, c'est dans cette adhérence
que réside tout le secret de l'irréductibilité de certaines
luxations.

Paulet, dans son article du Dictionnaire de Dechambre, se range absolument à son avis et n'aurait jamais
observé le contraire.

Madon, au contraire, dans deux cas de luxation produite par percussion de la phalange, aurait vu ce ligament séparé de la phalange, alors qu'il avait conservé
ses insertions métatarsiennes. Pour lui, également, le
sésamoïde interne suivrait la phalange aussi souvent
que l'externe, contrairement à l'opinion de ses prédéc
sseurs.

Il estime donc, en somme, que le mode de désinsertion du ligament glénoïdien varie suivant le mode de
production de la luxation et que le sésamoïde interne
pouvant suivre aussi bien que l'externe la phalange dans
son ascension sur le métatarsien, jouerait comme lui un
rôle important dans sa situation nouvelle.

Quant aux muscles, les opinions varient de même à leur
sujet. Elles ont été, il est vrai, émises surtout à l'occasion
des luxations du pouce ; mais, nous l'avons vu, luxation
du pouce et luxation du gros orteil, ont été pour les
auteurs une seule et même chose, et les différentes théories sont applicables à l'une comme à l'autre.

Hey, Ballingall, Malgaigne, Pailloux, signalent la dé-
chirure des muscles abducteur et adducteur du gros
orteil, parfois même des deux portions du court fléchis-

seur qui viendrait former une sorte de sangle ou de boutonnière fortement appliquée sur la tête du métatarsien,
comme les muscles analogues du pouce autour du métacarpien.

Michel niait déjà que les muscles vinssent former une
boutonnière autour du métatarsien.

Madon, de son côté, n'aurait jamais observé que les
muscles court fléchisseur, abducteur, et adducteur pus-
sent gêner la réduction en étranglant la tête métatarsienne ; car tantôt, dans ses expériences, la tête métatarsienne se coiffait simplement de ces muscles, tantôt elle
les franchissait, mais alors la boutonnière était formée
simplement de quelques fibres délabrées et fort peu résistantes et incapables, par cela même, d'empêcher la
réduction. Il admet, toutefois, que « sur le vivant, il en
puisse être autrement grâce à la rétractilité musculaire
des fibres excentriques de la boutonnière ».

Pour lui encore, les tendons fléchisseur et extenseur
ne sauraient jouer un rôle plus important : la distension
suivie de relâchement que leur imprime le déplacement
fait qu'ils ne sont plus sollicités par leur muscle respectif
pour reprendre leur action.

Il a constaté enfin, que les muscles abducteur et
adducteur ne sont pas plus résistants l'un que l'autre,
et que, suivant qu'à l'extension on joignait l'abduction
ou l'adduction, c'était l'adducteur ou l'abducteur qui
était le plus délabré

La plupart du temps, lorsqu'il ne pouvait remettre en
place la phalange luxée, c'étaient les sésamoïdes avec
leur appareil ligamenteux qui s'opposaient à la réduction. En cela, il adopte la manière de voir de Farabeuf, .

mais il est en désaccord avec lui quant au mécanisme et
à la production de ce phénomène.

Voici, en effet, ce que dit Farabeuf dans son
article sur les luxations du pouce : « La luxation com-
plexe est toujours et nécessairement précédée par la
luxation complète simple. Le pouce étant plus ou moins
renversé en arrière, essayons de le rabattre et tirons un
peu sur la phalange ; que va-t-il arriver à l'os sésamoïde ? Précèdera-t-il la phalange pour retourner à sa
place, ou restera-t-il en arrière ? Il va rester en arrière.
La phalange le tire, le muscle court fléchisseur le re-
tient. Cet osselet se redressera d'abord, puis se renver-
sera tout à fait comme une pierre pesante que l'on veut
faire glisser en l'accrochant avec la main et qu'on n'arrive qu'à retourner. Le tendon long fléchisseur, en vertu
de sa tension et de sa position, concourt aussi à ce renversement ».

Or, dans les expériences de Madon, l'interposition se
serait toujours produite d'emblée et sans aucun temps
préalable.

Voici d'ailleurs comment il explique cette interposition et ce retournement d'emblée : « La surface articulaire du premier métatarsien est très étendue vers le
haut ; elle empiète même sur le dos de l'os et, par suite,
bien souvent, dans la luxation complète, les osselets
seront restés sur la nuque du métatarsien. Or, cette
nuque de la tête métatarsienne est cartilagineuse, glis-
sante, fait partie de la surface articulaire de cet os, et
alors, si nous affirmons que, sur le cadavre, ce qui sub-
siste du court fléchisseur est impuissant à retenir l'appareil gléno-sésamoïdien sur cette surface articulaire lisse,

nous doutons même que, sur le vivant, cette fameuse rétractilité musculaire, qui doit être bien émoussée après le traumatisme, puisse fixer et surtout faire rebrousser chemin aux osselets quand on rabat la phalange que l'on veut réduire.

Mais alors, l'interposition n'étant pas due à des manœuvres maladroites de réduction, comment se produisait-elle ? Elle se réalisait quand la violence de l'agent vulnérant déchirait, d'un seul trait, l'appareil ligamenteux et permettait ainsi à la tête phalangienne, non seulement de chevaucher loin sur le dos de son allié, mais encore d'y entraîner à sa suite, dans son ascension brusque, je dirai même dans son saut, le ligament glénoïdien tout retourné. Nous l'avons en effet toujours trouvé la face cartilagineuse en l'air et la quille tournée en bas, sans que l'on eût cherché le moins du monde à remettre en place la phalange ».

Enfin Madon a trouvé, dans un cas, un autre genre de lésion. Il y avait peu de dégâts périarticulaires et ligamenteux, mais la phalange fracturée était à cheval sur le dos du métatarsien « comme une selle sur le garrot d'un cheval ».

Bonnet, l'auteur du plus récent travail sur la question, n'a pas repris ces expériences et admet les conclusions de Madon.

En résumé, on le voit, les résultats varient suivant les différents observateurs. Bien mieux, des expériences, conduites de la même façon et par le même expérimentateur, donnent des résultats différents. D'où on peut conclure que, pas plus qu'ailleurs, en chirurgie ou en médecine, il n'y a ici de loi fixe, que les lésions anatomo-pathologiques sont variables, qu'elles ne se succèdent pas dans un ordre rigoureux, et qu'il serait téméraire et gratuit d'affirmer que l'on devra toujours s'attendre à trouver un même ensemble de lésions.

A plus forte raison, l'on conçoit que, sur le vivant, les variations soient encore plus grandes et que des cas très différents et parfois même contradictoires puissent se présenter à l'observation du chirurgien.

§ II. — Si maintenant nous passons à l'étude des causes d'irréductibilité des luxations métatarso-phalangiennes, il est facile, d'après l'étude que nous venons de faire des lésions anatomo-pathologiques, de se faire une idée du nombre de théories qui ont été successivement émises. Pas d'auteur qui n'ait apporté la sienne, et qui n'ait invoqué pour la soutenir le résultat soit de ses expériences, soit de ses interventions chirurgicales.

Nous allons passer en revue les principales. A. Cooper, au témoignage d'Adair Lawrie, aurait vérifié que la difficulté provient des sésamoïdes. Il s'abstient d'ailleurs d'en donner l'explication.

Brunache, cité par différents auteurs, dans une expérience sur le cadavre aurait vu le tendon du long fléchisseur se porter au côté externe de l'os métatarsien en pénétrant dans l'espace interosseux. Si l'on tirait, même modérément, sur ce tendon, la réduction était impossible. D'un autre côté, la tête du métatarsien se trouvait prise dans une boutonnière formée par le ligament latéral interne en dedans, le tendon du court fléchisseur en dehors.

Hey accuse la forme anguleuse de la tête du métatarsien, plus large en arrière qu'en avant ; considérant que les ligaments latéraux s'y insèrent en un point déjà rétréci, la tête peut bien passer au travers pour se luxer en avant, mais non y repasser pour revenir en arrière.

Dupuytren accuse le changement de direction de ces ligaments qui, de parallèles à l'axe des os, leur deviennent perpendiculaires, et retiennent la phalange étroitement appliquée contre le métatarsien.

Ballingall, Malgaigne, d'après des expériences sur le cadavre, signalent la striction exercée sur le métatarsien par les muscles abducteur et adducteur du gros orteil, et quelquefois par les deux portions du court fléchisseur.

Pailloux serait du même avis.

Michel, au contraire, rejette absolument l'action de la boutonnière musculaire, et n'admet comme obstacle que l'interposition ligamenteuse, les ligaments étant poussés entre les os par la pression atmosphérique quand une forte tension tend à les écarter.

Farabeuf incrimine le ligament gléno-sésamoïdien arraché de ses insertions métatarsiennes, et le retournement des osselets sésamoïdiens à la suite de manœuvres maladroites de réduction. « Dans la luxation du pouce en arrière, disait-il, la phalange n'est rien, les sésamoïdes sont tout » et nous avons vu plus haut comment il explique ce retournement des sésamoïdes au pouce.

Depuis lors, tous ou à peu près tous les auteurs qui se sont succédés ont été d'accord avec lui sur ce point de l'irréductibilité des sésamoïdes. Ils s'en séparent cependant quant au mode de retournement des sésamoïdes.

Paulet nie que l'irréductibilité par interposition du ligament glénoïdien et surtout par boutonnière muscu-

laire puisse exister, et il invoque à l'appui de sa théorie
ce fait qu'en sectionnant le ligament et en agrandissant
la boutonnière, on n'arrive jamais à réduire par traction
directe, tandis que l'extraction des os sésamoïdes suffit à
amener cette réduction. Madon, qui est du même avis
que Paulet, dit que, pas plus sur le cadavre où ils ont
perdu naturellement leur tonicité, que sur le vivant où
le traumatisme annihile leur mode d'action physiologique, les muscles ne sauraient jouer un rôle actif et
avoir une part bien réelle dans l'irréductibilité de la
luxation.

Donc, depuis Farabeuf, que nous consultions Paulet,
Madon ou Bonnet, leurs conclusions sont formelles. S'il
y a un obstacle à la réduction, c'est aux sésamoïdes
qu'il faut le chercher, les muscles sont une quantité négligeable.

§ III. — Nous nous permettrons maintenant d'exposer
les quelques expériences que nous avons faites, et les
résultats que nous en avons obtenus, sans toutefois leur
attacher plus d'importance qu'ils ne le méritent.

Nous nous sommes servi dans toutes nos expériences
de la pince de Farabeuf, et nous avons employé l'extension forcée combinée à l'abduction.

Nous devons dire d'abord, que, sauf dans un cas tout
à fait particulier et presque pathologique, nous n'avons
pu produire cette luxation en laissant intacte l'enveloppe
cutanée, ni même la gaine du long fléchisseur du gros
orteil et qu'il a fallu toujours inciser la région plantaire
et mettre à nu une grande partie de notre région.

Expérience I. — Cadavre d'une femme de vingt-neuf ans, morte tuberculeuse, dans un état de cachexie avancée : 1° Première tentative sur le pied droit. La dissection préparatoire n'ayant pas été faite, la luxation complète est impossible : nous n'arrivons qu'à produire une luxation incomplète qui est facilement réduite.

Second essai sur le pied gauche. Un hallux valgus très prononcé nous fait espérer un résultat plus heureux. Un mouvement combiné d'extension forcée et d'abduction nous permet d'obtenir, sans manœuvres préalables une luxation complète qui est d'emblée irréductible. Nous faisons la dissection et nous trouvons : les sésamoïdes retournés sur la face dorsale du métatarsien, la surface cartilagineuse concave regardant en haut, quelques fibres tendineuses passent en sautoir sur la tête métatarsienne. Pas de dégâts trop considérables des parties voisines. Le ligament latéral interne est rompu entièrement, l'externe déchiré à demi. Nous opérons la manœuvre de réduction préconisée par Farabeuf et nous remettons aisément en place le gros orteil.

Expérience II. — Cadavre d'un homme de cinquante-deux ans, assez robuste. Nous incisons au préalable les téguments plantaires, nous enlevons l'aponévrose plantaire adhérente aux muscles, et enfin nous fendons en partie la gaine du tendon long fléchisseur. Après des essais réitérés et grâce à l'aide d'un garçon de salle, nous arrivons à luxer l'orteil. La violence cette fois a un peu dépassé le but. Les muscles en partie déchirés forment une boutonnière autour du métatarsien. La phalange a chevauché loin sur le dos du métatarsien qui fait saillie à la face plantaire et dont une parcelle a été déchirée au point d'insertion du ligament latéral interne. Le sésamoïde interne seul avec la moitié du ligament gléno-sésamoïdien est encore en contact avec le métatarsien. L'externe est tangent au bord métatarsien et presque dans l'espace interdigital.

Nous n'arrivons à réduire qu'après avoir coupé les muscles de la partie interne de la boutonnière et excisé le sésamoïde interne.

La même manœuvre répétée sur l'autre pied ne nous donne rien de bien net et les sésamoïdes retournés forment seuls obstacle à la réduction.

Expérience III. — Cadavre d'un adulte de trente et un ans. La région étant préparée comme il a été dit, nous faisons de l'extension de plus en plus exagérée de la première phalange sur le métatarsien. Au moment où la pointe de l'orteil arrive à toucher presque la face dorsale du pied, le tendon long fléchisseur, arrachant ce qui reste de sa gaine, saute et vient immédiatement se placer en dehors du métatarsien dans l'espace interdigital. Nous joignons ensuite l'abduction à l'extension. D'un seul coup le ligament latéral interne arrache son point d'implantation métatarsienne en enlevant une parcelle de l'os. (C'est d'ailleurs ce qui doit se produire en clinique plus fréquemment que sa rupture si l'on songe à l'ecchymose énorme qui accompagne ordinairement la luxation.) Le ligament gléno-sésamoïdien se rompt à ses insertions métatarsiennes ; la tête du premier métatarsien fait effraction à la face plantaire, et la phalange, entraînant tout son appareil ligamenteux passe d'un

saut sur le métatarsien, en se plaçant en dehors de l'axe
de ce dernier, c'est-à-dire plus rapprochée du deuxième
orteil. Les osselets sésamoïdiens sont retournés, la face
concave regardant en haut. La portion interne du court
fléchisseur, unie au tendon de l'adducteur, est en sautoir
sur le métatarsien et cette bride se tend ou se relâche
dans les mouvements imprimés à la phalange. A la partie externe, le tendon de l'abducteur uni au sésamoïde
externe est sur le flanc du métatarsien. Le tendon de
l'extenseur a suivi la phalange dans son déplacement.

Nous essayons la réduction par le procédé classique.
Toute tentative est inutile. Mais la réduction est-elle em-
pêchée par les sésamoïdes seuls ou par la bride musculo-tendineuse ? Nous enlevons les osselets au bistouri
en les sculptant pour ainsi dire au milieu de leur ligament. Nous poussons ensuite la phalange, mise de nouveau en extension forcée, d'arrière en avant en grattant
le dos du métatarsien. La bride musculo-tendineuse se
tend fortement et, arrivée sur le bord de la surface articulaire, se cale et il est impossible de la faire avancer.
Ce n'est qu'en faisant une adduction exagérée, rendue
possible par l'absence des téguments, que nous pouvons
remettre l'orteil en place.

Nous nous contenterons de citer ces trois expériences,
les plus démonstratives à notre avis. Les autres essais
que nous avons pu pratiquer dans les salles de dissection
ou de médecine opératoire nous ont donné des résultats
variables et sans grand intérêt.

D'ailleurs, en disant qu'elles sont démonstratives,
nous n'entendons pas par là leur donner force de loi.
Ce ne sont que des faits, et si nous avons été à même

de les mieux observer et de leur attacher plus d'importance que nos prédécesseurs, c'est peut-être que nous
avons eu l'attention attirée de ce côté par le cas clinique
qui s'est présenté à notre observation.

Et en effet, la radiographie que nous joignons à cette
thèse et qui a été prise sur le sujet de notre observation
le lendemain de son entrée à l'hôpital et avant toute
manœuvre de réduction, n'est-elle pas faite pour sur-
prendre tout d'abord, comme elle nous a tous surpris au
moment du traitement appliqué au blessé ? La lecture en
est facile. Pour ne parler que des sésamoïdes, ils sont
manifestement placés entre les deux métatarsiens. Dès
lors, puisqu'ils n'occupent pas la position dans laquelle
ils jouent habituellement leur rôle d'obstacle insurmon-
table, la réduction va n'être qu'un jeu. Mais, quoi qu'on
fît, et malgré l'anesthésie, toute tentative fut inutile.

Au moment de l'opération sanglante, qui eut lieu
quelques jours plus tard, il fut facile de voir une bride
tendineuse, pourtant assez mince, calée contre le rebord
de la tête métatarsienne, fortement tendue, dont la tension
diminuait dans l'extension, augmentait lorsqu'on essayait
la flexion en avant, et surtout si on essayait des tractions. Selon toute vraisemblance, c'est à elle qu'on de-
vait attribuer les insuccès premiers. Et, en effet, sa section permit immédiatement et sans efforts la reposition
de l'orteil.

Nous croyons qu'en présence d'un fait clinique aussi
net, en présence de cette dissection pour ainsi dire
faite sur le vivant par la radiographie et l'intervention
chirurgicale, nous croyons, disons-nous, qu'il est impossible de nier, à moins de parti pris, que les muscles

ne puissent jouer un rôle actif dans l'irréductibilité des luxations du gros orteil.

Et pourtant dans le cas présent, ils étaient bien traumatisés, puisqu'ils étaient en partie déchirés, et qui plus est, les interventions se sont faites sous anesthésie, ce qui équivalait fonctionnellement à la suppression de leur tonus physiologique.

Pour nous résumer, nous avons trouvé dans nos expériences, outre les lésions citées par les auteurs, enserrant la tête du métatarsien, une bride fibreuse ou fibro-musculaire plus ou moins complète, suivant les cas, parfois même insignifiante en vérité, mais presque toujours existante. Bien que constatée quelquefois par eux, ils lui déniaient le pouvoir d'empêcher la réduction. Or, nous avons vu de notre côté que, si parfois elle ne joue aucun rôle dans l'irréductibilité, en en laissant pour ainsi dire le soin aux sésamoïdes, d'autres fois, au contraire, même à elle seule, elle met un obstacle à la réduction.

Notre observation clinique seule suffit, d'ailleurs, à le démontrer mieux que toutes les expériences qui ne réalisent jamais les conditions habituelles du traumatisme.

Nous concluerons donc en disant que, si, avec Farabeuf, les sésamoïdes doivent être presque toujours incriminés, souvent aussi on peut et on doit songer à cette irréductibilité par bride fibreuse ou par boutonnière musculaire, comme l'avait déjà bien dit Malgaigne.

Les muscles, quelque traumatisés qu'ils soient, nous en avons la preuve dans notre observation, sont loin

d'être une quantité négligeable. Et même alors qu'ils
n'ont plus de rôle actif et physiologique, ils peuvent encore jouer un rôle mécanique. Nous pouvons donc pen-
ser que si, de tout temps, les chirurgiens avaient eu en
leur possession le précieux concours que nous prête
aujourd'hui la radiographie, ils auraient certainement
observé de temps à autre le fait que nous avons essayé
de mettre en lumière.

Nous verrons que ce ne sont pas là des vues exclu-
sivement théoriques et qu'elles auront leur importance
au chapitre du traitement.

CHAPITRE VI

TRAITEMENT

A considérer le nombre des causes d'irréductibilité invoquées par les auteurs, il semblerait que les méthodes de traitement appliquées successivement aux luxations du gros orteil aient été également très variables. Or on peut, en réalité, en distinguer deux grandes classes correspondant, l'une à ce que nous appellerons la période préantiseptique de la chirurgie, l'autre à la période actuelle ou période de l'antisepsie.

Dans la première, où le moindre coup de bistouri équivalait à un arrêt de mort et où l'on eût considéré comme criminel le chirurgien qui aurait osé ouvrir une articulation, on a recours à des manœuvres quelque peu renouvelées de l'inquisition, véritables tortures à une époque où l'anesthésie était inconnue.

Dans la seconde, avec l'évolution des grandes idées sur l'asepsie et sur l'antisepsie, le traitement devient des plus simples et dès que la réduction par les méthodes dites de douceur est reconnue impossible, on recourt délibérément à l'intervention sanglante.

Michel, de Strasbourg, donne un procédé pour réduire les luxations irréductibles du pouce par traction directe qui s'applique également aux orteils, et c'est ce procédé que Farabeuf et Paulet devaient préconiser plus tard. « Je fais, dit-il, préalablement fixer par un aide le métacarpien ; je m'empare alors du doigt luxé et, sans exercer aucune traction sur lui, je m'assure du contact des surfaces osseuses luxées, que je fais glisser légèrement l'une sur l'autre, en exagérant le sens du déplacement. Ce premier temps a pour but de dégager le ligament antérieur. Dans un second temps, sans quitter les rapports osseux que j'indique et toujours sans traction, je ramène d'arrière en avant la phalange luxée qui parcourt ainsi, jusqu'à sa flexion complète, en poussant devant elle le ligament antérieur, toute la surface articulaire de l'os sur laquelle la luxation s'était produite. La réduction s'opère sans effort et sans difficulté. »

D'autres chirurgiens emploient la traction dans la direction de l'orteil et ne s'arrêtent que lorsque, après plusieurs essais infructueux, ils reconnaissent l'irréductibilité absolue. Pour ce faire, ils emploient ou la main, ou des lacs, ou des machines plus ou moins ingénieuses qui déploient une force énorme, le plus souvent sans résultats.

D'autres, en même temps que la traction, emploient l'impulsion, en mettant en œuvre le procédé de Gerdy : un aide tire sur l'orteil, le chirurgien embrasse le pied avec ses deux mains, les index croisés sur la saillie plantaire formée par la tête du métatarsien, les deux pouces appuyés contre la saillie phalangienne qu'ils repoussent d'arrière en avant.

Michon emploie un procédé plus énergique. Il fixe solidement le pied sur une planchette ; l'extrémité du gros orteil est soulevée par un coussinet, puis la pelote du tourniquet de J.-L. Petit est appliquée sur l'extrémité postérieure saillante de la phalange pendant que la bande de l'instrument embrasse le pied et la semelle de bois. Enfin, on tourne la vis de pression. Ce procédé mis en œuvre une fois eut pour résultat une douleur excessive que le malade ne put supporter longtemps, une tuméfaction considérable et la luxation ne fut pas réduite.

Colette, sur un de ses malades, répète pendant plusieurs jours les manœuvres de traction et de propulsion. La phalange arrivait au bord de la surface articulaire du métatarsien, s'abaissait, puis remontait dès qu'on cessait la traction. A la suite de ce traitement, la peau se mortifia, la tête du métatarsien fut mise à nu par la chute d'une escarre de la région plantaire, et la plaie ne se cicatrisa qu'au bout de quatre mois. Inutile de dire que le déplacement avait persisté.

Farabeuf, en 1876, reprend en la complétant la méthode de Michel.

Paulet, en 1882, déconseille l'instrument tranchant : « Vous ne réduiriez pas, dit-il, et vous courriez le risque d'accidents sérieux. Employez le procédé de Michel et surtout pas de traction. Après la réduction, il est inutile d'avoir recours à aucun appareil pour maintenir l'orteil ; si les parties ont été bien remises en place, le déplacement n'a aucune tendance à se reproduire.

Lorsqu'une luxation du gros orteil n'a pas été réduite, la difformité persiste, cela est évident ; la marche est un peu gênée, mais il ne faudrait pas croire qu'elle le soit à un très haut degré. Au bout de quelque temps, le pied cesse d'être douloureux et, en employant une chaussure appropriée, les blessés peuvent fort bien vaquer à certaines occupations. »

Ainsi donc, pas de bistouri. Si la luxation est irréductible, on la laisse et on ne s'en soucie plus.

. Les idées, heureusement, ont changé depuis ce temps et nous arrivons maintenant à l'intervention sanglante.

Brunache d'abord, puis Hargrave s'adressaient déjà à l'instrument tranchant et cherchaient à sectionner les tissus qu'ils supposaient être les agents de l'irréductibilité. C'étaient des essais bien timides et cependant assez audacieux pour l'époque. Ils faisaient la térotomie sous-cutanée des tendons extenseurs et la section des tissus fibreux de la partie interne de l'articulation. Le déplacement n'était pas réduit davantage ; nous nous expliquons maintenant pourquoi, mais chez le malade d'Hargrave survinrent des abcès, des fistules et, trois mois après, il fallut réséquer les surfaces articulaires.

Dans les observations les plus récentes, l'opération a porté sur différents points de l'articulation, selon la variété des causes d'irréductibilité.

Les auteurs qui ont cru constater que le ligament et les sésamoïdes étaient l'obstacle à la réduction, ont pratiqué une incision verticale du ligament au niveau de la ligne médiane entre les sésamoïdes, ou même extrait les sésamoïdes et cela avec succès (Lloyd).

D'autres chirurgiens sont allés plus loin et préconisent l'ablation totale du gros orteil.

Blum, dans son *Traité de la chirurgie du pied,* dit que « les orteils n'ont qu'une importance secondaire pour la station et la marche. Aussi ne faut-il pas craindre de les sacrifier ».

Et pourtant, bien que la conservation du gros orteil soit moins importante que celle du pouce, nous sommes porté à croire qu'il vaut mieux une arthrotomie, même suivie d'ankylose, qu'une amputation d'orteil, à cause de la déformation et de la gêne de la marche qui sont la conséquence de cette opération.

D'autres fois, on s'est décidé à réséquer le métatarsien en entier ou bien la phalange elle-même dans sa totalité, comme l'a fait le professeur Forgue, de Montpellier, qui respecte l'enveloppe périostique de l'os dans le but de produire la reconstitution de l'os et de fournir une coque osseuse à la partie charnue de l'orteil.

Enfin, le traitement devient beaucoup plus simple, si, comme sur notre malade, l'irréductibilité est due à une simple bride fibreuse ou fibro-musculaire. Il suffit de la sectionner pour faire disparaître les phénomènes morbides et l'opération conduite aseptiquement est des plus bénignes en elle-même et dans ses suites.

Certes, on ne trouvera pas toujours des cas semblables, nous en sommes persuadé ; aussi ne disons-nous pas que toujours il faudra d'emblée et avant de rien faire autre chose, sectionner tout tissu fibreux ou toute bride musculaire qui tombera sous le bistouri, comme on a pu dire que toujours il fallait faire la résection des surfaces articulaires. Ceci peut être vrai pour les luxations irréductibles anciennes ou pour les luxations compliquées. Mais, pour les luxations simples, complètes, récentes, dont nous nous sommes occupé dans notre travail, il faut savoir être éclectiques. La radiographie, quand il l'aura à sa disposition, pourra tracer au chirurgien sa ligne de conduite, en lui permettant de prévoir à peu près sûrement de quel genre d'obstacle il aura à triompher.

OBSERVATIONS

OBSERVATION I

(Lloyd, *The Lancet*, 1892.)

William G..., groom, âgé de quarante ans, se luxe le gros orteil droit dans une chute de cheval. Son talon, d'après les renseignements fournis par le blessé lui-même, toucha d'abord la terre, et son pied étant dans la position verticale, tout le poids porta sur le bout de sa botte. Il ressentit une forte douleur et ne put se relever. Son gros orteil était complètement luxé sur le dos du métatarsien et se trouvait en abduction légère et fléchi au niveau de l'articulation phalangienne.

Après avoir endormi le blessé, nombreuses tentatives de réduction par traction et manipulation dans tous les sens, qui, toutes, furent sans résultat. Le lendemain, anesthésie du blessé et incision verticale dont le centre correspondait à la tête du métatarsien siégeant immédiatement sous la peau.

Cette tête fut trouvée entre les deux chefs du muscle court fléchisseur du gros orteil. Le ligament antérieur, avec ses sésamoïdes, était arraché du métatarsien et constituait le principal, sinon l'unique obstacle à la réduction. Le tendon du long fléchisseur était sur le côté interne du métatarsien. Incision verticale sur le ligament antérieur, au niveau de la ligne médiane, entre les os sésamoïdes.

La réduction se fit immédiatement, mais la luxation se reproduisait aussitôt.

Suture au catgut de la plaie faite entre les sésamoïdes, de la capsule et des muscles, et la réduction devint permanente.

Guérison en quelques semaines.

OBSERVATION II (résumée).

(Quénu, thèse de Garnier, 1896.)

M. X..., officier de cavalerie, fait une chute de cheval le 6 décembre 1890. Luxation du gros orteil renversé sur le dos du pied.

Après d'assez nombreuses tentatives, réduction apparente. Appareil silicaté. Mais lorsque, cinq semaines après, on retira l'appareil, la luxation s'était reproduite.

Le 3 mars 1891, opération par Quénu.

Résection de la tête du métatarsien. Pas de résultats. Excision du sésamoïde, réduction. Pansement. Au bout de onze jours, la cicatrisation est complète.

Quelques douleurs dans la marche, mais, deux mois après, l'officier, guéri, peut reprendre son service.

OBSERVATION III (résumée).

(Forgue, thèse de Bourret, 1902.)

R..., Louis, âgé de trente-huit ans, portefaix. Transportant des marchandises, fait une chute en arrière. Pendant qu'il est étendu à terre, un sac très lourd tombe d'une hauteur de 3 m. 50 sur son gros orteil, qui se luxe.

Vains essais de réduction.

Le malade reste trois mois avec sa luxation non réduite, puis entre à l'hôpital. La radiographie permet de constater nettement le chevauchement des deux os. Opération. Résection de la tête de la première phalange jusqu'à son milieu, avec conservation de la coque périostique. Réduction. Appareil plâtré. Guérison sans ankylose ni déformation.

OBSERVATION IV

(Due à l'obligeance de M. le Médecin-major Ruotte.)

F. V..., soldat au 7ᵉ cuirassiers. Chute de cheval le 23 novembre 1901.

Se rendait à la poste avec le fourrier de son régiment, lorsque son cheval, glissant sur le pavé, s'abattit brusquement, entraînant avec lui son cavalier. Celui-ci eut le temps de déchausser l'étrier, mais, avant d'avoir pu se dégager complètement, il eut la jambe gauche prise sous sa monture. A en juger d'après ses explications, son pied, à ce moment, aurait touché violemment le sol, la pointe en avant, le talon et le bord externe relevés et regardant en dehors. Le poids du cheval aurait porté sur la partie inféro-interne de la jambe et sur le talon. Le malade sentit une vive douleur, qu'il ne put localiser à ce moment et qui s'irradiait dans tout le membre. Il put néanmoins se relever seul, fit deux ou trois pas, mais la douleur l'obligea de s'arrêter. Il fut alors porté dans une pharmacie voisine, puis on le mena en voiture à l'hôpital.

Tels sont les détails que donne le malade, le dimanche 24, le lendemain de l'accident.

Il déclare en outre, chose importante, qu'il n'a été l'objet d'aucun traitement. « On n'a pas touché à son pied. » Il dit aussi n'avoir pas souffert depuis sa chute.

A l'inspection, on constate une déformation consistant en un énorme gonflement ecchymotique du pied gauche, ne dépassant pas les malléoles, comblant les creux et effaçant les tendons. Rougeur diffuse. A la région interne du pied, sous la peau, teinte violacée, semblant indiquer une ecchymose profonde.

Pas de déviation du pied sur la jambe. Par contre, déviation angulaire assez prononcée, à sommet dirigé en dedans, du gros orteil, qui recouvre en partie le deuxième orteil, vers lequel il semble avoir été porté en masse. La phalangette est

un peu fléchie sur la phalange, celle-ci est légèrement redres-
sée sur le métatarsien. Grosse tuméfaction au niveau de la
première articulation métatarso-phalangienne. Sur la face
dorsale, pas de saillie bien appréciable à la vue. Sur le bord
interne, saillie volumineuse débordant en dedans le gros orteil. Sur la face plantaire, enfin, grosse tumeur ronde. Un
sillon assez visible malgré le gonflement existe entre elle
et la face plantaire du gros orteil.

Mouvements volontaires impossibles dans la flexion et l'extension.

La palpation révèle un empâtement diffus, de l'œdème avec
un godet accentué. Elévation très notable de température. La
pression provoque de la douleur à la partie interne. Dans cette
région, tuméfaction de consistance osseuse, du moins dans
ses parties profondes, composée de deux parties osseuses su-
perposées, que l'on peut prendre séparément et limiter. En
suivant le gros orteil de sa pointe à sa base, on sent nettement
le squelette de la deuxième phalange, puis de la première.

A l'extrémité postérieure de cette dernière, rebord assez net,
lisse, et, immédiatement au-dessous, une cavité peu prononcée, lisse et uniforme, constituée par la surface articulaire
ou glène de la première phalange.

On trouve ensuite une dépression, puis le squelette du métatarsien. En répétant cette manœuvre sur la face plantaire,
on a la même sensation, mais en sens inverse, c'est-à-dire dépression d'abord, puis saillie formée par la tête du premier
métatarsien.

La pression sur les extrémités osseuses, ainsi que sur leurs
parties latérales, provoque une vive douleur.

Si, maintenant, nous passons à la mensuration à l'aide d'un
mètre ruban, nous voyons que de la pointe du gros orteil à la
malléole interne, comparativement au côté sain, il y a environ
5 millimètres de raccourcissement.

En ce qui concerne les mouvements provoqués, la deuxième
phalange est mobile sur la première. Quant à celle-ci, l'extension en est possible, mais la flexion presque impossible. On

peut lui imprimer quelques mouvements de latéralité. Pas de crépitation.

Les parties voisines sont le siège d'un empâtement diffus, sans autres lésions.

On peut donc localiser la lésion au niveau de l'articulation métatarso-phalangienne du gros orteil gauche.

De par tous les symptômes énumérés, le diagnostic clinique s'impose. Il s'agit d'une luxation complète en haut et en dehors.

La radiographie est alors faite, et elle montre que les conclusions de l'examen sont exactes et que la luxation est bien telle qu'on l'a diagnostiquée. L'orteil est dévié, en effet, en haut et en dehors, la tête des deuxième et troisième métatarsiens semble écrasée. La phalange n'a plus que quelques vagues connexions avec le métatarsien. Enfin, fait de la plus haute importance, les sésamoïdes apparaissent nettement entre les deux premiers métatarsiens. Il est à prévoir par là même qu'ils ne pourront pas mettre obstacle à la réduction et que celle-ci sera des plus faciles.

On décide donc d'intervenir immédiatement et, pour éviter au malade des souffrances inutiles, on fait l'anesthésie à l'éther. On essaye la réduction avec la pince de Farabeuf. Renversement exagéré de l'orteil sur le dos du pied, pendant qu'un aide maintient le métatarsien. Puis mouvement de glissement · d'arrière en avant de la phalange sur le métatarsien. Enfin, mouvement de levier et projection de l'orteil dans le sens de la position qu'il devrait occuper.

Malgré des efforts réitérés, la réduction est impossible et on arrête là les manœuvres pour faire, quelques jours plus tard, l'intervention sanglante.

28 novembre. — Opération. Anesthésie à l'éther. Incision de 8 centimètres environ sur le bord interne du pied, au niveau de l'articulation métatarso-phalangienne. La peau et les tissus sous-jacents incisés et les lèvres de la plaie écartées, on aperçoit la tête du premier métatarsien avec sa surface articulaire. En arrière de cette surface, intimement appliquée sur

la tête métatarsienne, et comme en sautoir sur elle, une bride mince tendineuse, très tendue, dont la tension diminue dans l'extension, augmente lorsqu'on essaye la flexion en avant et surtout si on essaye des tractions.

Cette bride appartient au tendon commun de l'adducteur et du court fléchisseur du gros orteil, et c'est elle qui, sans aucun doute, doit faire obstacle à la réduction. Toutefois, avant de l'inciser, on tâche encore d'obtenir la réduction en agissant sur la phalange, mais sans succès. On l'incise alors et, la section une fois faite, la réduction s'opère sans difficulté.

Réunion des plans profonds au catgut, de la peau avec des crins. Pansement sec et appareil plâtré maintenant l'orteil dans sa situation normale.

29 novembre. — Pas de douleurs, pas de phénomènes réactionnels.

12 décembre. — L'appareil est enlevé. On retire les fils. La plaie est réunie par première intention. Le malade remue légèrement l'orteil. Douleur légère dans les mouvements provoqués.

28 décembre. — Le malade est en bonne voie de guérison. Résultats fonctionnels excellents. Le gros orteil a tous ses mouvements. La marche est possible depuis quelques jours.

16 janvier. — Le malade marche très bien et part en congé de convalescence.

Depuis, il a fait son service sans interruption.

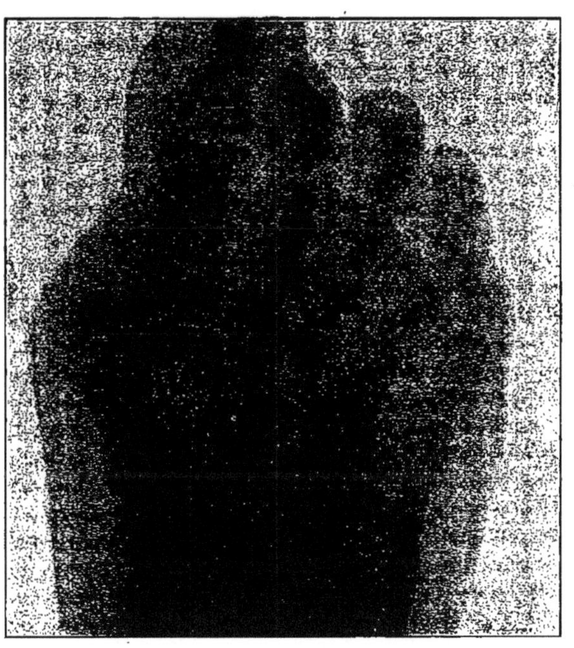

CONCLUSIONS

I. La luxation métatarso-phalangienne irréductible du gros orteil est presque toujours une luxation en haut et en dehors.

II. Elle se fait par le même mécanisme que les autres luxations du gros orteil, c'est-à-dire par un mouvement d'extension forcée combiné à un mouvement d'abduction.

III. Elle donne lieu à un ensemble de symptômes subjectifs ou objectifs assez fixes et utiles pour le diagnostic.

IV. Outre des désordres anatomiques variables, elle présente comme lésions à peu près constantes :

1° La désinsertion de l'appareil ligamenteux glénosésamoïdien à ses attaches métatarsiennes, plus souvent que sa rupture ;

2° Un chevauchement plus ou moins accentué de la phalange sur le dos du métatarsien.

V. L'irréductibilité n'est pas toujours due à l'interposition des sésamoïdes, même renversés d'emblée.

Elle peut être due à l'action d'une sangle fibreuse ou

fibro-musculaire, appliquée contre le rebord de la tête du métatarsien, parfois même à une véritable boutonnière musculaire.

VI. Les essais de réduction par les procédés dits de douceur échouent à peu près sûrement. Il est toujours indiqué en pareil cas de recourir à l'intervention sanglante qui donne des résultats fonctionnels excellents.

Les méthodes opératoires devront nécessairement varier, suivant que les renseignements fournis par la radiographie et par l'intervention même auront fait reconnaître que l'obstacle siège soit dans les ligaments, soit dans les sésamoïdes, soit enfin dans cette bride fibro-musculaire, dont l'existence et le rôle, entrevus déjà par les anciens chirurgiens, nous paraissent à présent bien démontrés et indéniables.

VII. Nous nous prononçons absolument contre la résection d'emblée et, à plus forte raison, contre l'amputation de l'orteil, opérations toujours plus graves et plus longues, sinon la plupart du temps inutiles, dans les luxations récentes tout au moins, et qui ne tirent leurs indications que de l'ancienneté et des complications de la luxation.

INDEX BIBLIOGRAPHIQUE

ADER LAWRIE, *The London medical Gazette*, 1837, t. XXI, p. 93,
et Anal., *Gazette médicale*, 1838, p. 5.

AMBROISE PARÉ, *Œuvres*, 12ᵉ édition, Lyon, 1614.

ANGER, *Traité iconographique des maladies chirurgicales*,
1ʳᵉ monographie : Luxations et fractures. .

BERNARD, *Revue médico-chirurgicale*, 1850, p. 117.

BILLROTH ET AL. WINIWARTER, *Pathol. et thérapeut. chirurgicales générales*, trad. franç., 1887.

BLUM, *Chirurgie du pied.*

BONNET, Thèse de Montpellier, 1902.

BOURGEOIS, *Arch. de médecine et pharmacie militaires*, 1888,
t. XII, p. 51.

BOYER, *Traité des maladies chirurgicales*, t. IV.

BRYON, *Arch. de médecine et pharmacie militaires*, 1864, p. 219.

BUGNION, *Revue médicale de la Suisse romande*, octobre 1894.

CHAPPLAIN, *Gazette. des hôpitaux civils et militaires*, 1884,
p. 843, n° 106.

COLLETTE, *Revue médico-chirurgicale*, 1851, p. 240.

CRISTOFFE, *Journal des connaissances médico-chirurgicales*,
1834, p. 65-67.

DECAISNE, *Revue médico-chirurgicale*, p. 170.

DELORME, *Dictionnaire de Jaccoud*, art. PIED.

DEMARQUAŸ, *Bulletin de la Société de chirurgie de Paris*, 1869,
t. X, p .35.

DUFOUR, *Arch. de médecine et pharmacie militaires*, 1874,
t. XXX, p. 60.

DUPLAY ET RECLUS, *Traité de chirurgie*, t. III.

Dupuy, *Arch. de médecine et pharmacie militaires,* 1820, t. VIII,
p. 235.

Farabeuf, *Bulletin de la Société de Chirurgie de Paris,* 1876,
pp. 21-53.

Fayet et Pecus, *Recueil de médecine vétérinaire,* 1900, 8ᵉ série, t. VII, nᵒ 1, pp. 209-217.

Ferré, thèse de Paris, 1872.

Follin et Duplay, *Traité élément. de path. ext.,* t. III.

Fontagnères, *Union médicale,* 1877, 3ᵉ série, t. XXIII.

Garnier, thèse de Paris, 1893, et compte rendu dans *Revue des
sciences médicales,* t. XLII, p. 295.

Gillette, *Journal de l'anat. et de la physiol.,* 1872.

Hamilton (traduit par Poinsot), *Traité pratique des luxations
et des fractures.*

Hippocrate, Traduction française de Malgaigne.

Hue, *Normandie médicale,* Rouen, 1888, p. 77.

Huguier, *Archives générales de médecine,* 1873, 6ᵉ série,
t. XXII, p. 693.

Hutchinson, Remarques sur le traitement de la luxation de la
première phalange du pouce en arrière *(Revue des
sciences médicales,* t. LII, p. 251).

Jordan Lloyd, *The Lancet,* février 1892.

Lagrange, *Bulletin de la Société anatomique,* août 1871.

Larrey (Baron J.-D.), *Cliniques chirurgicales,* t. III, p. 288.

Laugier, thèse de Paris, 1828.

— *Journal des connaissances méd. chirurg.,* 1840, p. 161.

Le Dentu, *Cliniques chirurgicales. Luxation des quatre derniers métatarsiens.*

Le Dentu et Delbet, *Traité de chirurgie,* t. III, p. 321.

Letenneur, *Bulletin de la Société de chirurgie de Paris,*
1861, p. 389.

Madon, thèse de Montpellier, 1896.

Malgaigne, *Traité des luxations et des fractures,* t. II, p. 1087.

Michel, *Gazette médicale de Strasbourg,* 1851, p. 87.

Michon, *Revue médico-chirurgicale,* 1851, pp. 303-305.

Millet, thèse de Strasbourg, 1856.

Nélaton, *Eléments de pathologie chirurgicale*, t. III.

Notta, *Revue médico-chirurgicale*, 1850, p. 373.

Ollier, *Traité des résections et des opérations conservatrices qu'on peut pratiquer sur le système osseux.*

Paulet, *Dictionnaire de Dechambre*, art. Orteil.

Poirier, *Anatomie descriptive*, t. I et II.

Pollosson (M.), *Archives provinciales de chirurgie*, mars 1893, p. 161, et compte rendu dans *Revue des sciences médicales*, t. XLIII, p. 269.

Testut, *Traité d'anatomie humaine*, t. I, pp. 356, 531, 630.

Tillaux, *Traité d'anatomie topographique* p. 603.

— *Traité de chirurgie clinique*, t. I, p. 717.

Vulpian, *Revue médico-chirurgicale*, 1851, p. 305.

Warlomont, *Gazette hebdomadaire*, 1864, n° 4, p. 57.

TABLE DES MATIÈRES

Lyon. — Imprimerie A. REY, 4, rue Gentil. —34496

9 782019 299668